STUHL-YOGA FÜR SENIOREN ÜBER 60

TRANSFORMATIVE YOGA-ÜBUNGEN FÜR GEIST, KÖRPER UND SEELE

Inhalt

Einführung

Willkommen bei „Sitz-Yoga für Senioren : <u>Beginnen Sie Ihren Gesundheitsprozess nach 60.</u>"

Mit zunehmendem Alter wird es immer wichtiger, körperliche und geistige Gesundheit zu bewahren. Dieses Buch richtet sich speziell an Senioren, die ihr persönliches Wohlbefinden durch sanfte, offene Yoga-Übungen steigern möchten. Egal, ob Sie neu im Yoga sind oder Ihre aktuelle Praxis ändern möchten, Sitz-Yoga bietet eine sichere und wirksame Methode, aktiv und mit Ihrem Körper verbunden zu bleiben.

Sitz-Yoga bietet alle Vorteile des traditionellen Yoga, einschließlich verbesserter Flexibilität, Kraft und Gleichgewicht, wobei jedoch ein Sitz als Stütze verwendet wird. Dies macht es zu einer idealen Wahl für diejenigen, die bodenbasierte Übungen als herausfordernd empfinden. Die

Bewegungen sind einfach, aber effektiv und konzentrieren sich auf Atemtechniken, Dehnung und Entspannung, die für die Aufrechterhaltung von Gesundheit und Vitalität unerlässlich sind.

Unser gemeinsamer Prozess wird verschiedene Haltungen und Übungen untersuchen, die speziell auf die Bedürfnisse von Senioren zugeschnitten sind. Jeder Abschnitt bietet detaillierte Anweisungen, Änderungen und Tipps, um sicherzustellen, dass Sie sicher und ohne Bedenken trainieren können. Darüber hinaus erhalten Sie Anweisungen zum Schaffen einer ruhigen Übungsumgebung, zum Festlegen realistischer Ziele und zum Achten auf Ihren Körper.

Die Integration von Yoga im Sitzen in Ihren Alltag kann zu verschiedenen Vorteilen führen, wie Stressabbau, Steigerung der Orientierung und

Verbesserung der geistigen Klarheit. Es bietet auch eine großartige Gelegenheit, sich mit sich selbst zu verbinden und ein Gefühl von Harmonie und Wohlbefinden zu entwickeln.

Denken Sie daran, es ist nie zu spät, etwas Neues zu beginnen. Yoga im Sitzen lädt Sie ein, einen sanften Weg zu Wohlbefinden und Zufriedenheit zu finden. Wie wäre es, wenn wir diese Reise gemeinsam antreten und jede Sekunde mit Schönheit und Wertschätzung genießen. Willkommen in einem lebendigen, aktiven Abschnitt Ihres Lebens.

.

Was Sie vor dem Start wissen müssen

Das Aufbrechen Ihres Yoga-Sitzprojekts ist ein interessanter Schritt zur Verbesserung Ihres Wohlbefindens. Im Folgenden sind einige wichtige Dinge aufgeführt, die Sie beachten sollten, bevor Sie beginnen:

1. Konsultieren Sie Ihren medizinischen Leistungserbringer
Bevor Sie ein neues Trainingsprogramm beginnen, sollten Sie unbedingt Ihren Arzt konsultieren, insbesondere wenn Sie bereits an einer Krankheit leiden oder Bedenken haben. Ihr Arzt kann Ihnen individuelle Beratung bieten und sicherstellen, dass Yoga im Sitzen eine sichere Option für Sie ist.

2. Wählen Sie den richtigen Sitzplatz
Wählen Sie einen robusten, stabilen Stuhl ohne Rollen. Ein Stuhl mit gerader Rückenlehne und ohne Armlehnen ist

ideal, da er volle Bewegungsfreiheit ermöglicht. Stellen Sie sicher, dass der Stuhl auf einer rutschfesten Oberfläche steht, damit er sich während des Trainings nicht bewegt.

3. Tragen Sie offene Kleidung

Wählen Sie lockere, bequeme Kleidung, die Ihnen freie Bewegung ermöglicht. Vermeiden Sie enge oder einschränkende Kleidungsstücke, die Ihre Bewegungen oder Entspannung behindern könnten.

4. Richten Sie einen Zufluchtsort ein

Schaffen Sie eine ruhige, saubere Umgebung, in der Sie sich auf Ihr Training konzentrieren können. Stellen Sie sicher, dass Sie genügend Platz um sich herum haben, um Ihre Arme und Beine ungehindert auszustrecken. Ein ruhiger, gut belüfteter Raum eignet sich hervorragend zum Entspannen und Konzentrieren.

5. Wichtige Requisiten zusammenstellen

Während Yoga im Sitzen möglich ist, kann es Ihr Training verbessern, wenn Sie ein paar Hilfsmittel zur Hand haben. Denken Sie über die Verwendung von Folgendem nach:

Ein kleines Kissen oder eine zusammengefaltete Decke für zusätzlichen Komfort.

Ein Yoga-Band oder ein Gürtel erleichtern die Dehnung.

Leichte Gewichte oder Widerstandsgruppen für zusätzliches Krafttraining, sofern dies von Ihrem medizinischen Dienstleister empfohlen wird.

6. Achten Sie auf Ihren Körper

Achten Sie genau darauf, wie sich Ihr Körper in jeder Haltung anfühlt. Es ist immer gut, eine leichte Dehnung zu spüren, aber Sie sollten niemals Schmerzen oder Unbehagen verspüren.

Wenn sich eine Bewegung nicht richtig anfühlt, ändern Sie die Haltung oder überspringen Sie sie ganz. Mit der Zeit werden Sie sensibler für die Signale und Grenzen Ihres Körpers.

7. Beginnen Sie langsam und steigern Sie sich stetig

Wenn Sie neu im Yoga sind oder es seit einiger Zeit nicht mehr praktiziert haben, beginnen Sie mit kurzen Sitzungen und steigern Sie die Dauer und Intensität schrittweise. Beständigkeit ist entscheidend, und tatsächlich können ein paar Minuten täglich mit der Zeit einen großen Unterschied machen.

8. Konzentrieren Sie sich auf Ihren Atem

Die Atmung ist ein wichtiger Bestandteil des Yoga. Konzentrieren Sie sich auf Ihren Atem und atmen Sie langsam und tief ein und aus. Dies unterstützt Ihre körperlichen Bewegungen und fördert Entspannung und geistige Klarheit.

9. Bleiben Sie hydriert

Trinken Sie beim Training viel Wasser. Eine ausreichende Flüssigkeitszufuhr hält Ihr Energieniveau aufrecht und fördert Ihr allgemeines Wohlbefinden.

10. Nehmen Sie an der Exkursion teil

Beim Yoga geht es nicht nur um körperliche Betätigung; eine ganzheitliche Praxis stärkt Körper, Geist und Seele. Gehen Sie mit offenem Herzen und Geist an jede Sitzung heran, nehmen Sie immer teil und loben Sie Ihre Fortschritte, egal wie klein sie auch sein mögen.

Wenn Sie sich diese Punkte merken, sind Sie bestens darauf vorbereitet, mit Ihrer Yoga-Übung im Sitzen zu beginnen. Nutzen Sie diese Chance, Ihre Gesundheit und Ihr Wohlbefinden mit jeder einzelnen sanften Dehnung zu verbessern.

Was Sie vor dem Start wissen müssen

Das Aufbrechen Ihres Yoga-Abenteuers ist ein interessanter Schritt, um an Ihrem Wohlbefinden zu arbeiten. Im Folgenden finden Sie einige wichtige Dinge, an die Sie sich erinnern sollten, bevor Sie beginnen:

1. Konsultieren Sie Ihren Arzt

Bevor Sie ein neues Aktivitätsprogramm beginnen, sollten Sie unbedingt Ihren Arzt konsultieren, insbesondere wenn Sie an einer bestehenden Krankheit oder an anderen Problemen leiden. Ihr Arzt kann Ihnen individuelle Anweisungen geben und Ihnen versichern, dass Sitzyoga eine sichere Wahl für Sie ist.

2. Wählen Sie den richtigen Sitzplatz

Wählen Sie einen extrem stabilen Stuhl ohne Rollen. Ein Stuhl mit gerader Rückenlehne und ohne Armlehnen ist ideal, da er die volle Bewegungsfreiheit ermöglicht. Stellen Sie sicher, dass der Stuhl auf einer rutschfesten Oberfläche steht, damit er sich während des Trainings nicht bewegt.

3. Tragen Sie offene Kleidung

Wählen Sie lockere, bequeme Kleidung, in der Sie sich frei bewegen können. Vermeiden Sie enge oder einengende Kleidungsstücke, die Ihre Bewegungen oder Ihre Entspannung behindern könnten.

4. Richten Sie einen sicheren Raum ein

Schaffen Sie eine ruhige, ungestörte Umgebung, in der Sie sich auf Ihre Vorbereitung konzentrieren können. Stellen Sie sicher, dass Sie genügend Platz um sich herum haben, um Ihre Arme und Beine ungehindert auszustrecken. Ein ruhiger, gut belüfteter Raum ist ideal zum Entspannen und Konzentrieren.

5. Imperative Requisiten sammeln

Während Yoga im Sitzen möglich ist, können Sie Ihre Vorbereitung verbessern, indem Sie mehrere Hilfsmittel in der Nähe haben. Denken Sie darüber nach, Folgendes zu verwenden:

Ein kleines Kissen oder eine implodierte Abdeckung für zusätzlichen Komfort.

Ein Yoga-Band oder ein Gürtel helfen bei der Dehnung.

Leichte Gewichte oder Widerstandsbündel für zusätzliches Krafttraining, wann immer dies von Ihrem medizinischen Leistungserbringer empfohlen wird.

6. Konzentrieren Sie sich auf Ihren Körper

Achten Sie genau darauf, wie sich Ihr Körper bei jeder Haltung anfühlt. Normalerweise ist es normal, eine leichte Dehnung zu spüren, aber Sie sollten nie Schmerzen oder Probleme verspüren. Wenn sich eine Bewegung nicht richtig anfühlt, ändern Sie die Haltung oder lassen Sie sie ganz weg. Mit der Zeit werden Sie sensibler für die Signale und Grenzen Ihres Körpers.

7. Beginnen Sie langsam und steigern Sie sich stetig

Wenn Sie neu im Yoga sind oder es seit einiger Zeit nicht mehr geübt haben, beginnen Sie mit kurzen Sitzungen und steigern Sie die Länge und Intensität allmählich. Beständigkeit ist wichtig, und überraschenderweise können einige Minuten täglich mit der Zeit einen enormen Unterschied machen.

8. Konzentrieren Sie sich auf Ihren Atem

Die Atmung ist ein wichtiger Bestandteil des Yoga. Konzentrieren Sie sich auf Ihren Atem und atmen Sie langsam und tief ein und aus. Dies unterstützt Ihre körperlichen Fortschritte und fördert Entspannung und geistige Klarheit.

9. Bleiben Sie hydriert

Sorgen Sie während der Vorbereitung für ausreichende Flüssigkeitszufuhr. Wenn Sie ausreichend Flüssigkeit zu sich nehmen, behalten Sie Ihr Energieniveau im Auge und profitieren Sie von Ihrem täglichen Erfolg.

10. Nehmen Sie am Ausflug teil

Beim Yoga geht es nicht nur um körperliche Bewegung; eine umfassende Praxis unterstützt Körper, Geist und Seele. Gehen Sie mit offenem Herzen und offenem Verstand auf jede Sitzung zu, teilen Sie die Zeit und erkennen Sie Ihren Fortschritt an, egal wie klein er ist.

Wenn Sie sich diese Schwerpunkte merken, sind Sie bestens darauf vorbereitet, mit Ihrer Yoga-Übung im Sitzen zu beginnen. Nutzen Sie diese Gelegenheit, um mit jeder noch so kleinen Dehnung an Ihrem Wohlbefinden und Ihrer Gesundheit zu arbeiten.

Was ist Yoga und seine Geschichte

Was ist Yoga?

Yoga ist eine ganzheitliche Praxis, die Körper, Geist und Seele durch körperliche Haltungen (Asanas), Atemkontrolle (Pranayama) und Meditation (Dhyana) verbindet. Yoga stammt aus dem alten Indien und soll das allgemeine Wohlbefinden durch Verbesserung von Flexibilität, Kraft, Gleichgewicht und geistiger Klarheit fördern. „Yoga" leitet sich von der Sanskrit-Wurzel „yuj" ab, was „belasten" oder „zusammenbringen" bedeutet und die Verbindung des individuellen Bewusstseins mit dem Bewusstsein des gesamten Körpers beschreibt.

Yoga umfasst verschiedene Stile und Techniken, von sanft und hilfreich bis hin zu energetisch und dynamisch. Unabhängig vom Stil liegt die Verkörperung von Yoga in Achtsamkeit, Achtsamkeit und innerer Harmonie.

Der historische Hintergrund des Yoga
Der historische Hintergrund des Yoga ist reich und komplex und erstreckt sich über Jahrtausende. Hier ist ein kurzer Überblick über seine Entwicklung:

Vedische Periode (1500 - 500 v. Chr.)

Die ersten Hinweise auf Yoga finden sich in den Veden, alten heiligen Texten Indiens. In dieser Zeit war Yoga im Wesentlichen eine spirituelle Übung, bei der Bräuche, Lieder und Meditation einbezogen wurden, um mit dem Himmlischen in Verbindung zu treten.

Vortraditionelle Periode (500 v. Chr. – 200 n. Chr.)

Die Upanishaden, philosophische Texte, die auf die Veden folgten, entwickelten die tiefgründigen Teile des Yoga und betonten die Kontemplation und die innere Wanderung zur Selbsterkenntnis.

Die Bhagavad Gita, ein heiliger Text aus dieser Zeit, stellt die Idee des Yoga als einen Weg zur Verkörperung von Natur und Verpflichtung dar und vereint verschiedene Strukturen wie Bhakti (Engagement), Jnana (Information) und Karma (Tat).

Traditionelle Periode (200 n. Chr. – 500 n. Chr.)

Die traditionelle Epoche wird durch die Organisation der Yoga Sutras von Patanjali unterschieden, einem grundlegenden Text, der die Praxis des Yoga regelt. Patanjalis achtgliedriger Weg (Ashtanga) umrahmt die Phasen der Yogapraxis: Yama (moralische Normen), Niyama (Selbstbeherrschung), Asana (Stellungen), Pranayama (Atemkontrolle), Pratyahara (Rückzug der Sinne), Dharana (Fixierung), Dhyana (Kontemplation) und Samadhi (Erleuchtung).

Post-Altstil-Periode (500 n. Chr. – 1500 n. Chr.)

In dieser Zeit entwickelten Yoga-Experten neue Methoden, um den Körper zu regenerieren und das Leben zu verlängern. In dieser Zeit entwickelte sich Hatha-Yoga, bei dem der Schwerpunkt auf körperlichen Stellungen und Atemkontrolle lag, um den Körper auf eine tiefere Meditation vorzubereiten.

Aktuelle Periode (Ende des 19. Jahrhunderts – Gegenwart)

Yoga wurde der westlichen Welt im späten 19. und mittleren 20. Jahrhundert von indischen Yogis wie Meister Vivekananda und Paramahansa Yogananda vorgestellt. Ihre Lektionen betonten die spirituellen und philosophischen Aspekte des Yoga.

Im 20. Jahrhundert förderten Persönlichkeiten wie BKS Iyengar, Pattabhi Jois und Indra Devi Hatha-Yoga und seine verschiedenen Stilrichtungen und machten es einem weltweiten Publikum zugänglich.

Heute entwickelt sich Yoga weiter und verbindet traditionelle Praktiken mit modernen Gesundheits- und Fitnesstrends. Es ist allgemein bekannt für seine körperlichen, geistigen und spirituellen Vorteile und zieht Millionen von Experten auf der ganzen Welt an.

Die Vorteile von Yoga

Yoga bietet zahlreiche Vorteile, darunter:

Anpassungsfähigkeit, Kraft und Gleichgewicht weiter entwickelt.
Verbesserte Atmungsfähigkeit und Herz-Kreislauf-Gesundheit.
Weniger Druck, Anspannung und Entmutigung.
Erweiterte geistige Klarheit und Konzentration.
Bessere Erholung und allgemeine Entspannung.

Ein tieferes Gefühl der Verbundenheit und inneren Harmonie.

Ob Sie nach körperlicher Gesundheit, Stressabbau oder spiritueller Entwicklung suchen, Yoga bietet eine vielseitige und ganzheitliche Möglichkeit, an Ihrem persönlichen Wohlbefinden zu arbeiten. Wenn Sie diese Reise antreten, werden Sie die spirituellen Erkenntnisse und bedeutenden Vorteile entdecken, die Yoga mit sich bringt.

Yoga-Arten und ihre Prinzipien

Arten von Yoga

Yoga umfasst eine Vielzahl von Stilen und Praktiken, jede mit ihrem eigenen faszinierenden Fokus und Nutzen. Hier sind zweifellos die bekanntesten Yoga-Arten:

Hutha Yoga

Beschreibung: Hatha-Yoga gilt gemeinhin als Grundlage aller Yoga-Praktiken und basiert auf körperlichen Stellungen (Asanas) und Atemkontrolle (Pranayama).
Vorteile: Fördert zusätzlich Flexibilität, Kraft und Harmonie; fördert Lockerung und Schubkraft.
Vinyasa Yoga

Beschreibung: Bekannt für seine fließenden, starken Progressionen, die die Atmung mit der Verbesserung synchronisieren. So oft wie möglich als „Stream"-Yoga empfohlen.

Vorteile: Verbessert die Herz-Kreislauf-Gesundheit, steigert Flexibilität und Kraft und ermöglicht ein intelligentes, musikalisches Training.

Ashtanga Yoga

Darstellung: Eine intensive, koordinierte Übung mit einer bestimmten Reihe von Positionen, verbunden durch Atmung und Bewegung.

Vorteile: Verleiht Biss, Flexibilität und Durchhaltevermögen; fördert Disziplin und geistige Konzentration.

Iyengar Yoga

Darstellung: Betont die genaue Spielplanung und den Einsatz von Hilfsmitteln wie Blöcken, Peitschenhieben und Aufbauten, um die richtige Position zu erreichen.

Vorteile: Sorgt zusätzlich für Plan, Ausgewogenheit und Flexibilität; sinnvoll

für alle Ebenen, einschließlich derjenigen mit echten Grenzwerten.
Bikram Yoga

Beschreibung: Enthält eine festgelegte Abfolge von 26 Positionen, die in einem beheizten Raum (ca. 40 °C) praktiziert werden, um die Entgiftung und Flexibilität voranzutreiben.
Vorteile: Entwickelt Flexibilität, Kraft und Beständigkeit weiter; unterstützt die Entgiftung durch Schwitzen.
Kundalini Yoga

Beschreibung: Kombiniert körperliche Positionen, Atemübungen, Erzählen und Meditation, um die Kundalini-Energie an der Basis der Wirbelsäule zu aktivieren.
Vorteile: Sorgt für mehr Wohlbefinden, innere Ruhe und echte Vitalität.
Yin Yoga

Beschreibung: Ein langsamer Stil, bei dem die Stellungen einige Sekunden lang gehalten werden, um wichtige Bindegewebe anzusprechen und die Entspannung zu fördern.

Vorteile: Steigert die Flexibilität, fördert das Wohlbefinden der Gelenke und löst eine mysteriöse Entspannungsregel aus.

Dauerhaftes Yoga

Darstellung: Schwerpunkte liegen auf Entspannung und Erholung, einschließlich Hilfsmitteln, die den Körper in entspannenden Stellungen unterstützen.

Vorteile: Reduziert Stress, fördert die Genesung und gleicht das körperliche System aus.

Yoga vor der Geburt

Beschreibung: Speziell für schwangere Frauen entwickelt, mit Schwerpunkt auf sanfter Dehnung, Atemarbeit und mentaler Zentrierung.

Vorteile: Verbessert Flexibilität und Kraft, verringert schwangerschaftsbedingte

Unruhe und bereitet Körper und Gehirn auf die Arbeit vor.
Sitz-Yoga

Beschreibung: Ändert herkömmliche Yogapositionen, sodass sie in einer Sitzhaltung oder mit einem Sitz als Unterstützung ausgeführt werden können.
Vorteile: Steigert Flexibilität, Kraft und Harmonie; geeignet für Senioren und Personen mit Anpassungsproblemen.
Normen des Yoga
Unabhängig von der Art des praktizierten Yoga liegen der Vorbereitung einige Schwerpunktprinzipien zugrunde:

Ahimsa (**Gelassenheit**)

Gehen Sie mit Achtsamkeit und Mitgefühl an Ihre Vorbereitung und Präsenz heran und vermeiden Sie, sich selbst und anderen gegenüber Böses zu tun.
Satya (Echtheit)

Achten Sie auf Verlässlichkeit und Gültigkeit Ihrer Ansichten, Worte und Übungen.

Asteya (Nichteinnahme)

Fördern Sie ein Gefühl der Freude und bemühen Sie sich, nicht das zu begehren, was andere haben, seien es materielle Dinge oder Qualitäten.

Brahmacharya (Gleichgewicht)

Üben Sie Kontrolle in allen Lebensbereichen, wechselnden Bedürfnissen und Inspirationen.

Aparigraha (Nicht-Besitzgier)

Geben Sie die Verbindung mit Ressourcen und Ergebnissen auf und stärken Sie so ein Gefühl von Chance und Erfüllung.

Saucha (Makellosität)

Achten Sie auf Ordnung in Ihrem Körper, Geist und Ihrer Umgebung und fördern Sie Wohlstand und Klarheit.

Santosha (Glückseligkeit)

Fördern Sie eine Einstellung der Wertschätzung und Erfüllung und ertragen Sie die Dinge, wie sie sind.

Tapas (Disziplin)

Konzentrieren Sie sich auf regelmäßiges Üben und Selbstkontrolle und überwinden Sie Hindernisse wirklich.

Svadhyaya (Selbststudium)

Beteiligen Sie sich an Untersuchungen und kontinuierlichem Lernen, um sich selbst besser zu verstehen.

Ishvara Pranidhana (Hingabe an eine höhere Macht)

Sehen und betrachten Sie ein kraftvolleres, privates geistiges

Selbstporträt, das sich hingibt und Bescheidenheit akzeptiert.

Diese Prinzipien, die in den Yoga Sutras von Patanjali oft als Yamas und Niyamas bezeichnet werden, bieten eine spirituelle und ethische Grundlage für die Yoga-Arbeit und führen zu einem guten und glücklichen Leben. Indem Sie diese Prinzipien in Ihr Training und Ihren Alltag integrieren, können Sie die volle Kraft des Yoga erfahren.

Vorteile von Stuhl-Yoga

Sitzyoga ist eine sanfte Art von Yoga, die im Sitzen auf einem Stuhl oder mit einem Stuhl als Stütze praktiziert wird. Dieser offene Yogastil bietet verschiedene Vorteile, insbesondere für Senioren, Personen mit Komfortproblemen oder Yoga-Anfänger. **Im Folgenden sind einige grundlegende Vorteile von Sitzyoga aufgeführt:**

1. Schafft zusätzliche Vielseitigkeit

Sitz-Yoga hilft, die Beweglichkeit zu steigern, indem es Muskeln und Gelenke vorsichtig dehnt. Regelmäßiges Üben kann an Ihrem Entwicklungsstand arbeiten, alltägliche Aktivitäten vereinfachen und angenehmer machen.

2. Überholt Stärke

Durch die Durchführung verschiedener Stellungen und Verbesserungen baut Sitz-Yoga die Muskelkraft auf und hält sie wach. Dies ist besonders für Senioren nützlich, da es für das alltägliche Wohlbefinden und die Unabhängigkeit von entscheidender Bedeutung ist, sich der Masse bewusst zu bleiben.

3. Unterstützt Gleichgewicht und Koordination

Sitzyoga umfasst Übungen, die das Gleichgewicht und die Koordination weiter verbessern und so die Sturzgefahr verringern. Ein verbessertes Gleichgewicht ist entscheidend, um die Beweglichkeit und das Selbstvertrauen bei der Ausführung normaler Aufgaben zu bewahren.

4. Reduziert Stress und Angst

Die Betonung der Atemkontrolle und -kontrolle beim Sitz-Yoga fördert die Entspannung und reduziert Stress. Das Praktizieren von Sitz-Yoga kann helfen, das Angstniveau zu senken und das persönliche Wohlbefinden zu verbessern.

5. Erhält den gemeinsamen Wohlstand

Sanfte Fortschritte im Sitzyoga helfen dabei, die Gelenke zu schmieren, die Steifheit zu reduzieren und die Gesundheit der Gelenke zu verbessern. Dies ist besonders wichtig für Menschen mit Gelenkschmerzen oder anderen Gelenkerkrankungen.

6. Verbreitet sich

Sitz-Yoga fördert die Durchblutung, was sich positiv auf die allgemeine Herz-Kreislauf-Gesundheit auswirken und dazu beitragen kann, die Auswirkungen chronischer Erkrankungen wie Bluthochdruck und Diabetes zu lindern.

7. Arbeitet an der Atemkapazität

Atemübungen (Pranayama) in Kombination mit Sitz-Yoga können zusätzlich die Lungenkapazität und die Atemleistung verbessern. Bessere Atemtechniken tragen außerdem zu einem höheren Energieniveau und Entspannung bei.

8. Offen für alle Gesundheitsstufen

Sitzyoga ist vielseitig und kann an verschiedene Gesundheitsniveaus und körperliche Grenzen angepasst werden. Eine erstaunliche Wahl für Menschen, die traditionelles Yoga als Herausforderung empfinden, da sie alt genug sind, Verletzungen aufweisen oder in ihrer Beweglichkeit eingeschränkt sind.

9. Entgegenkommend und vielseitig

Sitzyoga kann überall praktiziert werden und ist daher eine hilfreiche Wahl für diejenigen mit wenig Platz oder Zeit. Alles, was Sie wirklich brauchen, sind Kraftplätze und ein kleiner Ort zum Üben.

10. Befasst sich mit geistiger Klarheit und Konzentration

Die intelligenten Elemente des Sitz-Yoga helfen dabei, die geistige Klarheit zu schärfen und die Konzentration weiter zu fördern. Regelmäßiges Üben kann die geistige Leistungsfähigkeit verbessern und zu einem besseren psychischen Wohlbefinden beitragen.

11. Fördert soziale Zugehörigkeit

Yoga-Kurse im Sitzen bieten einen Zugang zu sozialer Interaktion und fördern das Gemeinschaftsgefühl, wodurch Gefühle der Isolation gemindert werden, was insbesondere für ältere Menschen von Vorteil ist.

12. Foltert den Vorstand

Sitz-Yoga kann eine sanfte Methode zur Lenkung und Linderung chronischer Schmerzen sein. Die langsamen, vorsichtigen Wendungen und Dehnungen können Schmerzen in Bereichen wie Rücken, Nacken und Schultern lindern.

13. Ermöglicht Pflege

Sitz-Yoga fördert Achtsamkeit und Körperpflege. Indem Sie sich auf den gegenwärtigen Moment konzentrieren und mit Ihrem Atem und Ihren Bewegungen kommunizieren, können Sie ein stärkeres Gefühl innerer Harmonie und Zufriedenheit fördern.

Sitzyoga ist eine vielseitige und wirkungsvolle Übung, die eine breite Palette an körperlichen, geistigen und spirituellen Vorteilen bietet. Egal, ob Sie versuchen, Ihr allgemeines Wohlbefinden zu steigern, eine bestimmte Erkrankung zu bewältigen oder einfach eine sanfte

Methode zu finden, um aktiv zu bleiben, Sitzyoga kann eine wunderbare Ergänzung Ihres Gesundheitsplans sein.

Wichtige Schwerpunkte

Sitzyoga ist eine sanfte und offene Yogaform, die vor allem für Senioren und Menschen mit eingeschränkter Mobilität viele Vorteile bietet. Hier die wichtigsten Schwerpunkte:

Weiterentwickelte Anpassungsfähigkeit und Stärke

Sitz-Yoga verbessert die Flexibilität und Muskelkraft, unterstützt alltägliche Übungen und steigert das allgemeine körperliche Wohlbefinden.

Besseres Gleichgewicht und bessere Koordination

Regelmäßiges Training entwickelt außerdem Gleichgewicht und

Koordination, verringert die Sturzgefahr und verbessert die Beweglichkeit.
Stress und Unbehagen nehmen ab

Die Betonung von Atemkontrolle und -pflege trägt dazu bei, Konzentrations- und Nervositätsniveaus zu senken und so zu tiefem Wohlbefinden bei.
Gemeinsames Wohlbefinden und Flow

Sanfte Bewegungen unterstützen die Gesundheit der Gelenke und fördern die Durchblutung, was Menschen mit Gelenkschmerzen oder anderen chronischen Beschwerden hilft.
Verbesserte Atmungsfähigkeit

Die im Sitz-Yoga enthaltenen Atemübungen steigern die Lungenkapazität und die Atemproduktivität und steigern so insgesamt das Energieniveau.
Offenheit

Sitz-Yoga ist an unterschiedliche Gesundheitsstufen und körperliche Fähigkeiten anpassbar und eignet sich daher für Senioren, Menschen in der Genesung von Verletzungen und Anfänger.

Unterkunft

Sitz-Yoga kann überall mit minimalem Platz und Ausrüstung praktiziert werden und bietet eine praktische Möglichkeit, Bewegung in Ihren täglichen Tagesablauf zu integrieren.

Geistige Klarheit und Konzentration

Die nachdenklichen Teile des Sitz-Yoga verbessern die geistige Klarheit, Konzentration und geistige Leistungsfähigkeit.

Soziale Zusammenarbeit

Yoga-Kurse im Gruppensitz bieten die Möglichkeit, soziales Engagement zu entwickeln, ein Gemeinschaftsgefühl zu entwickeln und das Gefühl der Isolation zu verringern.

Quäle das Brett

Sanfte Dehnungen und sanfte Bewegungen im Sitz-Yoga können helfen, chronische Schmerzen zu bewältigen und zu lindern.

Fürsorge und innere Harmonie

Sitz-Yoga fördert Achtsamkeit und Körperbewusstsein und trägt zu einem größeren Gefühl der inneren Ruhe und des allgemeinen Wohlbefindens bei.

Die Einbeziehung von Yoga im Sitzen in Ihren Alltag kann zu erheblichen Verbesserungen des körperlichen Wohlbefindens, der geistigen Klarheit und des inneren Gleichgewichts führen. Eine vielseitige und effektive Praxis unterstützt einen ganzheitlichen Ansatz zur Gesundheit und ist somit eine hervorragende Entscheidung zur Verbesserung der Lebensqualität.

So bereiten Sie sich auf Yoga vor

Die Vorbereitung auf eine Yoga-Sitzung, insbesondere wenn Sie neu in der Praxis sind oder an Sitzyoga teilnehmen, umfasst sowohl körperliche als auch geistige Vorbereitung. Hier sind einige Schritte, die Ihnen bei der Vorbereitung helfen:

1. Konsultieren Sie Ihren medizinischen Leistungserbringer

Bevor Sie mit einem neuen Aktivitätsprogramm beginnen, insbesondere wenn Sie unter Vorerkrankungen oder Beschwerden leiden, sollten Sie Ihren Arzt konsultieren, um sicherzustellen, dass Yoga für Sie eine sichere und geeignete Aktivität ist.

2. Wählen Sie die richtige Ausrüstung

Sitz: Wählen Sie einen stabilen Sitz ohne Rollen. Ein Sitz mit gerader Rückenlehne und ohne Armlehnen ist ideal.

Yogamatte: Wenn Sie eine Matte verwenden, achten Sie darauf, dass sie auf einer rutschfesten Oberfläche liegt, um jegliche Bewegung zu verhindern.

Requisiten: Halten Sie robuste Requisiten wie Kissen, Yogablöcke, Riemen oder eine flache Decke bereit, um den Komfort und die Unterstützung während des Trainings zu verbessern.

3. Tragen Sie offene Kleidung

Wählen Sie lockere, bequeme Kleidung, die Ihnen freie Bewegung ermöglicht. Vermeiden Sie enge oder einschränkende Kleidungsstücke, die Ihre Bewegungen oder Entspannung behindern könnten.

4. Schaffen Sie ein ruhiges Klima

Richten Sie einen ruhigen, aufgeräumten Raum ein, in dem Sie sich ungestört auf Ihr Training konzentrieren können. Ein ruhiger, gut belüfteter Raum eignet sich hervorragend zum Entspannen und Konzentrieren.

5. Bleiben Sie hydriert

Trinken Sie bei Ihrem Yoga-Treffen viel Wasser. Eine ausreichende Flüssigkeitszufuhr hält Ihr Energieniveau aufrecht und fördert Ihr allgemeines Wohlbefinden.

6. Lecker essen

Versuchen Sie, Yoga nicht zu praktizieren, nachdem Sie gerade viel gegessen haben. Nehmen Sie mindestens 1-2 Stunden vor Ihrem Meeting einen kleinen Imbiss oder eine Mahlzeit zu sich, um Unbehagen während der Präsentationen vorzubeugen.

7. Aufwärmen

Beginnen Sie mit sanften Aufwärmübungen, um Ihren Körper auf Yoga vorzubereiten. Einfache Dehnungs- oder Bewegungsübungen können dabei helfen, Ihre Muskeln und Gelenke zu entspannen und so das Verletzungsrisiko zu verringern.

8. Setzen Sie sich ein Ziel

Halten Sie einen Moment inne, um ein positives Ziel für Ihr Training festzulegen. Dies kann ein konkretes Ziel sein, wie die Weiterentwicklung der Anpassungsfähigkeit, oder ein allgemeiner Punkt, wie die Entdeckung eines echten Gefühls der Harmonie.

9. Konzentrieren Sie sich auf Ihren Atem

Konzentrieren Sie sich zunächst auf Ihren Atem. Tiefes, bewusstes Atmen hilft dabei, Ihr Gehirn zu vereinen und Ihren Körper auf die bevorstehenden Schritte vorzubereiten.

10. Beachten Sie Ihre Grenzwerte

Achten Sie auf Ihren Körper und respektieren Sie seine Grenzen. Vermeiden Sie es, sich zu sehr anzustrengen oder Übungen zu machen, die Schmerzen oder Beschwerden verursachen. Passen Sie die Übungen nach Bedarf an und steigern Sie Ihr Training schrittweise.

11. Zusätzliches Vermögen ansammeln

Erwägen Sie die Verwendung von Yogabüchern, Online-Videos oder Apps für Sitzyoga, um Ihr Training zu leiten. Diese Ressourcen können hilfreiche Anweisungen, Anpassungen und

Zeitpläne bieten, die auf Ihre Bedürfnisse zugeschnitten sind.

12. Üben Sie regelmäßig

Beständigkeit ist entscheidend, um die Vorteile von Yoga zu nutzen. Nehmen Sie sich vor, Yoga regelmäßig in Ihren Tagesablauf zu integrieren, auch wenn es nur ein paar Minuten am Tag sind.

13. Bleiben Sie positiv und geduldig

Fortschritte im Yoga können einige Zeit in Anspruch nehmen. Bleiben Sie positiv, zeigen Sie Zurückhaltung gegenüber sich selbst und feiern Sie unterwegs kleine Erfolge.

Wenn Sie diese Schritte befolgen, können Sie mit Ihrem Yoga-Prozess beginnen. Insbesondere Sitz-Yoga bietet eine sanfte und offene Methode zur Weiterentwicklung Ihres körperlichen und geistigen Wohlbefindens und ist somit eine hervorragende Ergänzung Ihrer täglichen Praxis.

Die richtige Einstellung für Yoga entwickeln

Eine positive und offene Einstellung ist für eine lohnende Yoga-Praxis von grundlegender Bedeutung. Hier sind einige wichtige Methoden, die dabei helfen, die perfekte mentale Einstellung zu entwickeln:

1. Akzeptieren Sie das Gehirn eines Anfängers

Gehen Sie mit Interesse und Offenheit an jedes Yoga-Treffen heran, unabhängig von Ihrem Erfahrungsniveau. Geben Sie Annahmen auf und lernen und untersuchen Sie.

2. Setzen Sie sich praktische Ziele

Setzen Sie sich erreichbare Ziele für Ihr Training. Ob es darum geht, die Anpassungsfähigkeit weiterzuentwickeln, Druck abzubauen oder ein echtes Gefühl der Harmonie zu entdecken – klare Ziele können Sie inspirieren und Ihnen Orientierung geben.

3. Seien Sie verfügbar

Konzentrieren Sie sich auf den gegenwärtigen Moment. Beim Yoga geht es nicht nur um körperliche Haltungen, sondern auch darum, sich mit Ihrem Atem zu verbinden und sich Ihres Körpers und Ihrer Gedanken bewusst zu sein. Üben Sie Achtsamkeit und vermeiden Sie Ablenkungen.

4. Üben Sie Selbstempathie

Seien Sie rücksichtsvoll gegenüber sich selbst. Erkennen Sie Ihre Hindernisse und loben Sie Ihre Fortschritte, egal wie klein sie sind. Vermeiden Sie Selbstanalysen und entwickeln Sie eine positive Einstellung gegenüber Ihrem Körper und Geist.

5. Toleranz entwickeln

Verstehen Sie, dass Fortschritte im Yoga langsam sind. Seien Sie zurückhaltend und lassen Sie Ihr Training mit der Zeit natürlich voranschreiten. Überstürzen Sie nichts und treiben Sie sich nicht zu sehr an.

6. Bleiben Sie positiv

Behalten Sie eine positive Einstellung. Konzentrieren Sie sich auf die Vorteile Ihrer Ausbildung und darauf, wie sie sich auf Sie auswirkt, anstatt sich mit anderen zu vergleichen. Loben Sie Ihre Bemühungen und Erfolge.

7. Annahmen aufgeben

Verabschieden Sie sich von allen Annahmen darüber, wie Ihr Training aussehen sollte. Jedes Meeting ist anders und es ist wichtig, zu erkennen und zu akzeptieren, wo Sie sich auf Ihrer Reise befinden.

8. Konzentrieren Sie sich auf die Standardpraxis

Beständigkeit ist entscheidend, um Stärken für ein Training aufzubauen. Nehmen Sie sich regelmäßig Zeit für Yoga, auch wenn es nur ein paar Minuten am Tag sind. Regelmäßiges Üben fördert positive Gewohnheiten und eine positive Einstellung.

9. Konzentrieren Sie sich auf den Atem

Nutzen Sie Ihren Atem als Anker. Tiefes, bewusstes Atmen kann helfen, den Geist zu beruhigen, Stress abzubauen und Sie während des Trainings konzentriert zu halten. Konzentrieren Sie sich auf Ihr Ein- und Ausatmen und nutzen Sie es, um Ihre Bewegungen zu steuern.

10. Veränderungen anerkennen und annehmen

Machen Sie sich bewusst, dass sich sowohl Ihr Körper als auch Ihre Psyche ständig weiterentwickeln. Was sich an einem Tag offen anfühlt, kann am nächsten Tag eine Herausforderung sein. Akzeptieren Sie diese Veränderungen als Teil Ihres Yoga-Prozesses.

11. Suchen Sie nach Motivation

Lassen Sie sich durch Yoga-Bücher, Kurse, Videos oder lokale Treffen motivieren. Von anderen zu lernen und Erfahrungen auszutauschen kann Ihr Training voranbringen und Ihnen helfen, motiviert zu bleiben.

12. Wertschätzung üben

Entwickeln Sie ein Gefühl der Wertschätzung für Ihren Körper, Ihr Training und die Zeit, die Sie für sich selbst aufwenden. Wertschätzung kann Ihr allgemeines Yoga-Erlebnis verbessern und eine erhebende Perspektive fördern.

13. Schnittstelle zu einem lokalen Netzwerk

Nehmen Sie an einem Yoga-Kurs oder einer Yoga-Sitzung teil, entweder persönlich oder online. Für eine lokale Gemeinschaft wichtig zu sein, kann Hilfe, Unterstützung und das Gefühl bieten, einen Platz zu haben.

Indem Sie diese Verfahren anwenden, können Sie eine Einstellung entwickeln, die eine zufriedenstellende und nachhaltige Yoga-Praxis unterstützt. Denken Sie daran, Yoga ist eine Reise der Selbstenthüllung und des Wachstums. Gehen Sie mit offenem Herzen und Geist darauf ein und genießen Sie die vielen Vorteile, die es Ihrem körperlichen, geistigen und persönlichen Wohlbefinden bringt.

Deine ersten Yoga-Posen

Wenn Sie mit einfachen und offenen Yogapositionen beginnen, können Sie viel Mut für Ihre Planung aufbauen. Als Nächstes folgen zwei oder drei hilfreiche Situationen für Jugendliche, die Ihnen den Einstieg erleichtern, jeweils mit Punkt-für-Punkt-Erklärungen:

1. Koordinierte Bergposition (Tadasana)

Beschreibung: Diese grundlegende Position hilft Ihnen dabei, beim Sitzen eine korrekte Haltung und Struktur einzunehmen.

So bringen Sie die Dinge in Bewegung:

Setzen Sie sich ruhig auf einen Sitz, die Füße hüftbreit auf gleicher Höhe mit dem Boden.

Halten Sie die Wirbelsäule gerade, lassen Sie die Arme frei und legen Sie die Hände auf Ihre Oberschenkel.

Strecken Sie Ihren Hals und stellen Sie sich vor, wie eine Schnur die Hauptlinie Ihres Kopfes sanft in Richtung Dach zieht.

Atmen Sie tief ein und bleiben Sie einige Atemzüge lang fest auf dem Boden stehen. Fühlen Sie sich geerdet und zentriert.

2. Koordinierte Vorwärtsbeuge (Paschimottanasana)

Darstellung: Eine sanfte Dehnung für Beine und Rücken, die die Flexibilität und Entspannung verbessert.

So bringen Sie es in Gang:

Setzen Sie sich auf die Sitzkante, die Füße flach auf dem Boden.

Spannen Sie Ihre Wirbelsäule an und strecken Sie sie.

Nehmen Sie es heraus und formen Sie es nach und nach von den Hüften aus nach vorne, wobei Sie mit den Händen in Richtung Ihrer Füße oder des Bodens zeigen.

Entspannen Sie Kopf und Nacken und nehmen Sie die Dinge auf einer ganz grundlegenden Ebene wahr.

Kehren Sie nach einigen tiefen Atemzügen langsam und schrittweise in die geordnete Position zurück.

3. Koordinierte Katzen-Kuh-Dehnung (Marjaryasana-Bitilasana)

Darstellung: Diese deutliche Verbesserung trägt zur Entwicklung der Anpassungsfähigkeit der Wirbelsäule bei und fördert die Aktivität zusätzlich.

Überschriften, um es in Gang zu bringen: Setzen Sie sich mit gesenkten Händen auf einen Sitz.

Ziehen Sie den Rücken ein, verrenken Sie ihn und bewegen Sie sich Richtung Himmel, sodass Ihr Bauch zum Boden sinkt (Kuhstellung).

Ziehen Sie den Kopf nach innen und außen, runden Sie die Wirbelsäule und legen Sie den Kiefer in Richtung Brust (Katzenstellung).

Wechseln Sie für zwei oder drei Zyklen zwischen Föten und Kühen.

4. Koordinierte Wirbelsäulenbeuge (Ardha Matsyendrasana)

Darstellung: Die Kontrolle und Erhaltung der Wirbelsäulenflexibilität ist ein Kinderspiel.

Um es in Bewegung zu setzen, braucht es Lager:

Setzen Sie sich seitlich auf den Sitz, sodass Ihre rechte Seite die Rückenlehne berührt.

Legen Sie Ihre Hände auf die Rückenlehne des Sitzes.

Spannen Sie Ihre Wirbelsäule an und strecken Sie sie.

Ziehen Sie Ihre Körpermitte nach außen und beugen Sie sie vorsichtig zur Seite, während Sie Ihre rechte Schulter erkunden.

Atmen Sie ein paar Mal tief durch, während Sie die Brise anhalten, und kehren Sie dann in die Mitte zurück.

Auf der linken Seite wiederholen.

5. Koordinierte Taubenstellung (Eka Pada Rajakapotasana)

Darstellung: Öffnet die Hüfte und dehnt die Gesäß- und Oberschenkelmuskulatur.

Anleitung zum Starten:

Setzen Sie sich auf die Sitzkante und stellen Sie Ihre Füße flach auf den Boden.

Heben Sie Ihr rechtes Unterschenkel an und legen Sie es über das Knie Ihres linken Oberschenkels.

Um Ihr Knie zu schützen, beugen Sie Ihren rechten Fuß.

Um die Dehnung zu verstärken, setzen Sie sich aufrecht hin und lehnen Sie sich leicht nach vorne, wenn es sich gut anfühlt.

Bleiben Sie für ein paar Atemzüge fest auf dem Boden stehen und wechseln Sie dann die Seite.

6. Koordinierte seitliche Dehnung (Parsva Tadasana)

Darstellung: Dehnt die Seiten Ihres Körpers und sorgt für zusätzliche Flexibilität.

Jede kleine Bewegung in Richtung Drehrichtung bringt es in Gang:

Stellen Sie Ihre Füße flach auf den Boden, während Sie auf einem Sitz sitzen.

Atmen Sie ein, strecken Sie Ihre Wirbelsäule und heben Sie Ihren rechten Arm in die Luft.

Bedecken Sie beim Ausatmen sanft Ihre linke Seite und spüren Sie eine Dehnung auf Ihrer rechten Seite.

Kehren Sie in die Mitte zurück, nachdem Sie die Dehnung für ein paar Atemzüge gehalten haben.

Wiederholen Sie die wirkliche Seite.

7. Abbildung des koordinierten Knie-zur-Brust-Trainings (Apanasana):

eine sanfte Dehnung für die Hüfte und den unteren Rücken.

Die effektivste Strategie ist:

Stellen Sie Ihre Füße flach auf den Boden, während Sie auf einem Sitz sitzen.

Halten Sie Ihr rechtes Knie mit beiden Händen und heben Sie es in Richtung Brust.

Halten Sie Ihren Rücken gerade und die Schultern frei.

Bleiben Sie mehrere Atemzüge lang fest in der Spannung, bewegen Sie die Spannung dann und wiederholen Sie die Bewegung mit dem linken Knie.

Diese Positionen müssen für Kinder, insbesondere für diejenigen, die Yoga im Sitzen praktizieren, offen und einfach sein. Versuchen Sie, sich sanft zu bewegen, sich um Ihren Körper zu drehen und in jeder Position praktisch alles zu atmen. Wenn Sie sich mit diesen zentralen Positionen wohler fühlen, können Sie Positionen und Gruppen ausprobieren, die nicht gemacht sind. Sie können sogar eine kleine Drehung machen.

Einfache und schnelle Yogastellungen im Stehen und auf dem Boden

Hier sind ein paar einfache Yoga-Übungen im Stehen und auf dem Boden, die einfach durchzuführen sind und ein schnelles, wirkungsvolles Training ermöglichen:

Die Berghaltung (Tadasana), eine stehende Yogahaltung, wird wie folgt beschrieben: eine grundlegende Haltung, die die Rumpfstabilität und Haltung stärkt.

Schritt-für-Schritt-Anleitung zur Umsetzung:

Stellen Sie sich mit hüftbreit auseinander stehenden Füßen hin.

Verteilen Sie Ihr Gewicht gleichmäßig auf beide Füße.

Heben Sie Ihre Kniescheiben, spannen Sie Ihre Oberschenkel an und strecken Sie Ihre Wirbelsäule.

Lockern Sie Ihre Schultern und lassen Sie die Arme an den Seiten hängen.

Atmen Sie tief ein und halten Sie den Atem für einige Atemzüge an.

Baumhaltung (Vrksasana)

Darstellung: Stärkt die Beinkraft und verbessert das Gleichgewicht.

Schritt-für-Schritt-Anleitung zur Umsetzung:

Stehen Sie mit geschlossenen Füßen.

Verlagere dein Gewicht auf deinen linken Fuß und stelle deinen rechten Fuß an die Innenseite deines linken Oberschenkels oder an deine Wade (vom Knie weg).

Tragen Sie Ihre Hände zu Ihrer Herzensgemeinschaft oder darüber hinaus.

Halten Sie die Position für einige Atemzüge und wechseln Sie dann die Seite.

Beschreibung des Kriegers II (Virabhadrasana II): Stärkt die Beine und Arme und öffnet die Hüften.

Was zu tun:

Stehen Sie mit weit auseinander stehenden Füßen.

Stellen Sie Ihren linken Fuß leicht nach innen und Ihren rechten Fuß um 90 Grad nach außen.

Achten Sie darauf, dass Ihr rechtes Knie über Ihrem Knöchel gebeugt ist.

Strecken Sie Ihre Arme seitlich aus, in einer Linie mit dem Boden.

Halten Sie Ihren Blick für ein paar tiefe Atemzüge auf Ihre rechte Hand gerichtet. Seitenwechsel.

Vorwärtsbeuge (Uttanasana)

Darstellung: Dehnt den unteren Rücken und die Oberschenkelrückseite.

Anweisungen zur Umsetzung:

Stellen Sie sich mit hüftbreit auseinander stehenden Füßen hin.

Strecken Sie beim Einatmen Ihre Wirbelsäule.

Atmen Sie aus, drehen Sie sich in der Hüfte und legen Sie sich nach vorne.

Lassen Sie Ihre Hände die Schienbeine, Knöchel oder den Boden berühren.

Lockern Sie Kopf und Nacken und halten Sie die Position für einige Atemzüge.

Sitzhaltung (Utkatasana)

Darstellung: Stärkt die Rumpf- und Beinkraft.

Was zu tun:

Stehen Sie mit hüftbreit auseinander stehenden Füßen.

Atme ein und hebe die Arme nach oben.

Atmen Sie aus, drehen Sie die Knie und senken Sie die Hüfte, als würden Sie sich wieder hinsetzen.

Behalten Sie Ihr Gewicht auf Ihren Fersen und heben Sie Ihre Brust.

Einige Sekunden gedrückt halten.

Yogastellungen auf dem Boden

Kinderhaltung (Balasana)

Darstellung: Sitzende Position mit Dehnung der Hüfte und des Rückens.

Was zu tun:

Knien Sie sich auf den Boden, sodass sich Ihre großen Zehen berühren und Ihre Knie gespreizt sind.

Setzen Sie sich in eine verrenkte Position, strecken Sie die Arme nach vorne und senken Sie Ihre Stirn auf die Matte.

Atmen Sie tief ein und entspannen Sie sich.

Dehnung der Katzenkuh (Marjaryasana-Bitilasana)

Darstellung: Wirkt auf die Anpassungsfähigkeit der Wirbelsäule und lindert Verspannungen.

So gelingt es am besten:

Beginnen Sie auf allen Vieren in einer Tischposition.

Atmen Sie ein, krümmen Sie Ihren Rücken und heben Sie Kopf und Steißbein (Kuhhaltung).

Runden Sie in der Katzenstellung Ihre Wirbelsäule, ziehen Sie Ihr Kinn zur Brust und atmen Sie aus.

Wiederholen Sie dies einige Atemzüge lang.

Kobra-Haltung (Bhujangasana)

Darstellung: öffnet den Brustkorb und stärkt den Rücken.

Anweisungen zur Umsetzung:

Legen Sie sich mit dem Gesicht nach unten hin und legen Sie Ihre Hände unter Ihre Schultern.

Atmen Sie ein, drücken Sie in Ihre Hände und heben Sie Ihre Brust vom Boden.

Drehen Sie Ihre Ellbogen leicht und halten Sie Ihre Schultern weit von Ihren Ohren weg.

Halten Sie die Position für ein paar Atemzüge und senken Sie sich dann ab.

Vorwärtsdrehung (Paschimottanasana)

Darstellung: Dehnt den unteren Rücken und die Oberschenkelrückseite.

So gelingt es am besten:

Setzen Sie sich hin und strecken Sie Ihre Beine vor sich aus.

Atme ein und strecke die Wirbelsäule.

Greifen Sie nach Ihren Füßen und beugen Sie beim Ausatmen die Hüfte.

Halten Sie die Position für einige Atemzüge und halten Sie dabei Ihre Wirbelsäule gerade.

Beschreibung der Brückenstellung (Setu Bandhasana): Stärkt den Rücken und das Gesäß und öffnet die Brust.

Schritt-für-Schritt-Anleitung zur Umsetzung:

Legen Sie sich mit gebeugten Knien und hüftbreit auseinander stehenden Füßen auf den Rücken.

Drücken Sie in Ihre Füße und heben Sie Ihre Hüften in Richtung Dach.

Verschränken Sie Ihre Finger unter Ihrem Rücken und drücken Sie Ihre Arme in den Boden.

Halten Sie die Position für einige Atemzüge und senken Sie sich dann wieder ab.

Indem Sie diese Yoga-Übungen im Stehen und auf dem Boden in Ihren Tagesablauf integrieren, können Sie an einer ausgewogenen Praxis teilnehmen, die Ihre Flexibilität, Kraft und Entspannung weiter entwickelt. Denken Sie daran, tief durchzuatmen und sich langsam durch jede Pose zu bewegen.

Dinge, die Sie beim Yoga vermeiden sollten

Obwohl Yoga im Allgemeinen sicher und wohltuend ist, gibt es einige Dinge, die man vermeiden sollte, um ein sicheres und effektives Erlebnis zu gewährleisten, insbesondere für Senioren und Anfänger. Die folgenden Dinge sollten unbedingt vermieden werden:

1. Bemühen Sie sich, Ihre Grenzen nicht zu überschreiten

Warum: Zu großer Druck kann zu Verletzungen und Unruhe führen.

Was zu tun ist Angesichts all dessen: Beachten Sie die Grenzen Ihres Körpers und achten Sie darauf. Beginnen Sie langsam und steigern Sie die Intensität allmählich, wenn Ihre Flexibilität und Kraft zunehmen.

2. Versuchen Sie, aus diesen Gründen nicht mit dem Atmen aufzuhören:

Atempausen können den Druck erhöhen und den Trainingsnutzen verringern.

Was also zu tun ist: Konzentrieren Sie sich während des gesamten Trainings auf tiefes, gleichmäßiges Atmen. Verwenden Sie Ihren Atem, um Ihre Wendungen zu koordinieren und sich zu entspannen.

3. Vergleichen Sie sich nicht mit anderen. Warum:

Der Körper und die Praxis jedes Einzelnen sind überraschend und Beurteilungen können Unzufriedenheit und Schwäche hervorrufen.

Was zu tun ist Alles in allem: Loben Sie Ihre Erfolge, egal wie klein sie sind, und konzentrieren Sie sich auf Ihre eigene Weiterentwicklung.

4. Tun Sie alles, um Positionen nicht falsch einzunehmen

Warum: Eine falsche Anordnung kann zu Schäden und Belastungen führen.

Was tun, wenn alles andere fehlschlägt: Konzentrieren Sie sich auf authentische Konstruktion und Spielplan. Wenn Sie sich nicht sicher sind, wenden Sie sich an einen erfahrenen Lehrer oder an zuverlässige Quellen, um die geeigneten Methoden zu erlernen.

5. Gründe, nicht mit vollem Magen zu trainieren:

Das Praktizieren von Yoga nach einer Mahlzeit mit viel Essen kann zu Problemen führen und den Fortschritt stören.

Was zu tun ist Alles in allem gilt: Warten Sie nach dem Essen mindestens ein bis zwei Stunden, bevor Sie mit Yoga beginnen. Wenn unbedingt nötig, nehmen Sie vor Ihrem Treffen einen kleinen Snack zu sich.

6. Versuchen Sie, sich nicht zu überanstrengen . Überdehnung kann zu Verletzungen der Gelenke und Muskeln führen.

Was Sie stattdessen tun können: Dehnen Sie sich immer sanft. Zwingen Sie Ihren Körper niemals in eine Position. Verwenden Sie Hilfsmittel wie Wimpern oder Yogablöcke, um das Halten von Geschenken zu erleichtern.

7. Denken Sie an das Aufwärmen und Abkühlen:

Das Vermeiden des Aufwärmens kann zu Verletzungen führen, und das Auslassen des Abkühlens kann zu Muskelverspannungen führen.

Was tun, wenn alles andere fehlschlägt: Beginnen Sie immer mit einem leichten Aufwärmen, um Ihre Muskeln und Gelenke zu akklimatisieren. Machen Sie am Ende Ihres Trainings ein Cool-down, um Körper und Geist zu entspannen.

8. Vermeiden Sie längere statische Posen, weil:

Das Halten von Modellen über einen längeren Zeitraum kann insbesondere bei Anfängern zu Muskelermüdung und -überlastung führen.

Was stattdessen zu tun ist: Beginnen Sie mit kürzeren Zeitspannen und steigern Sie diese schrittweise, wenn Kraft und Ausdauer aufgebaut werden.

9. Tun Sie alles, um nicht ohne die richtige Ausrüstung zu trainieren

Warum: Die Verwendung unangemessener oder fehlender Dinge

kann Ihre Sicherheit und Ihren Wohlstand beeinträchtigen.

Was Sie unter Berücksichtigung aller Aspekte tun sollten: Verwenden Sie eine Yogamatte von angemessener Qualität und die passenden Hilfsmittel wie Blöcke, Riemen und Stäbe, um Ihre Vorbereitung zu optimieren.

10. Warum Qualen nicht übersehen?

Schmerzen sind ein Zeichen dafür, dass etwas nicht stimmt. Sie zu ignorieren kann das Problem verschlimmern.

Was zu tun ist Unter Berücksichtigung aller Aspekte: Wenn Sie Schmerzen verspüren, lösen Sie sich vorsichtig aus der Position. Ändern Sie sie, bis Sie eine Pose oder Position finden, die für Sie funktioniert.

11. Versuchen Sie, nicht in einer gefährlichen Umgebung zu üben:

Bei Proben in gefährlichem oder unruhigem Klima können Unfälle passieren.

Was tun, wenn alles andere fehlschlägt? Überprüfen Sie, ob die äußere Schicht Ihres Trainingsanzugs rutschfest, offen und sauber ist. Entfernen Sie alle zu erwartenden Gefahren.

12. Gründe, unpassende Kleidung zu vermeiden:

Zu enge oder einschränkende Kleidung kann die Bewegung und Entspannung erschweren.

Was Sie insgesamt tun sollten: Tragen Sie angenehme, lockere Kleidung, die freie Bewegung und ausreichend Belüftung ermöglicht.

13. Vermeiden Sie die Vernachlässigung von Beschwerden aus folgenden Gründen:

Unter bestimmten Umständen sind möglicherweise spezielle Haltungsänderungen oder Ausweichmanöver erforderlich.

Was Sie dagegen tun können: Bevor Sie mit Yoga beginnen, insbesondere wenn Sie irgendwelche Bedenken oder Beschwerden haben, sprechen Sie mit Ihrem Hausarzt. Befolgen Sie die spezifischen Empfehlungen oder Einschränkungen, die er Ihnen gibt.

Indem Sie diese sorgfältigen Schritte und zu vermeidenden Praktiken befolgen, können Sie ein sicheres, bezauberndes und effektives Yoga-Erlebnis gewährleisten. Konzentrieren Sie sich stets auf Ihren Erfolg und gehen Sie mit Sorgfalt und Respekt für die Bedürfnisse Ihres Körpers an Ihrem Training vorbei.

Yoga-Routinen für morgens, mittags und abends

Um Ihnen den Einstieg in eine gesunde und effektive Yogapraxis zu erleichtern, beinhalten die Morgen-, Mittags- und Abendsitzungen die folgenden angepassten Zeitpläne. Jedes tägliche helle Licht leuchtet unterschiedliche Punkte an, je nach Tageszeit und Ihren Bedürfnissen.

Morgenyoga ist eine wirkungsvolle Technik, um Körper und Geist auf den Tag vorzubereiten und eine positive Einstellung zu entwickeln. Basiert auf Übungen, die Ihre Muskeln beleben und dehnen.

Beginnen Sie in der Jugendhaltung (Balasana), um sich auf die zu erledigende Arbeit zu konzentrieren und einen Zeitplan für den Tag festzulegen.

Halten Sie die Position ein bis zwei Minuten lang mit deutlicher Entspannung.
Begeben Sie sich für die katzenartige Kuhdehnung (Marjaryasana-Bitilasana) in jede der vier Positionen.
Halten Sie Ihren Atem im Einklang mit den Progressionen, während Sie fünf bis zehn Runden durchlaufen.

Tauchender Konfrontationshund (Adho Mukha Svanasana)

Heben Sie aus der Vierfüßlerposition Ihre Hüften in die Plunging Canine-Position.
Halten Sie die Position ein bis zwei Minuten lang, während Sie Ihre Füße beschleunigen, um Ihre Waden zu dehnen.
Legende I (Virabhadrasana I): Treten Sie auf jeder Seite vorwärts in die Legende I.
Halten Sie jede Seite 30 Sekunden bis 1 Sekunde lang.
Uttanasana oder verbleibende Vorwärtsdrehung beinhaltet das

Vorwärtsfallen aus einer liegenden Position.

Lockern Sie Ihre Schultern und Ihren Nacken, indem Sie die Spannung ein bis zwei Minuten lang halten.

Tadasana oder Berghaltung bedeutet: Stehen Sie in der Berghaltung aufrecht und konzentrieren Sie sich auf Ihre Atmung und Haltung.

Halten Sie die Position 1–2 Minuten lang und fühlen Sie sich geerdet und gestärkt.

Mittag

Planen Sie Yoga am frühen Nachmittag ein. Wenn Sie sich von Ihrem Morgenplan etwas Zeit nehmen, um am frühen Nachmittag Yoga zu praktizieren, kann dies dazu beitragen, Ihr Gehirn zu regenerieren und jeglichen Stress abzubauen, der durch diese Übungen entstanden sein könnte. Diese Routine konzentriert sich hervorragend auf die sensible Dehnung und Aufladung.

Beginnen Sie mit einer geordneten Vorwärtsdrehung (Paschimottanasana), um Ihren Rücken und Ihre Kniesehnen zu dehnen.

Halten Sie diese Position ein bis zwei Minuten lang und entspannen Sie sich dabei tief.

Organisierte Drehung (Ardha Matsyendrasana)

Führen Sie auf jeder Seite eine organisierte Wirbelsäulendrehung durch.

Halten Sie eine Seite ein bis zwei Minuten lang.

Dehnung der Katzenkuh (Marjaryasana-Bitilasana)

Machen Sie die Katzenkuh-Dehnübungen, um Ihre Wirbelsäule zu straffen.

Machen Sie fünf bis zehn Runden.

Reichweitenposition (Setu Bandhasana)

Legen Sie sich auf den Rücken und heben Sie sich in die Bühnenposition.

Konzentrieren Sie sich auf Ihren Atem, während Sie ihn ein bis zwei Minuten anhalten.

Vorteile der Wandposition (Viparita Karani)

Setze dich an einer Wand fest und hebe deine Beine an.

Um vollständig zu entspannen und neue Energie zu tanken, halten Sie fünf bis zehn Minuten in dieser Position.

Abendlicher Yoga-Zeitplan

Abendliches Yoga hilft Ihnen, den Tag zu entspannen, Ihren Körper zu lockern und sich auf einen erholsamen Schlaf vorzubereiten. Konzentrieren Sie sich auf Übungen, die Ihnen helfen, sich zu entspannen und Stress abzubauen.

Jugendposition (Balasana)

Beginnen Sie in der Jugendposition, um Ihren Frontallappen und Ihren Körper zu beruhigen.

Halten Sie diese Position einige Minuten und entspannen Sie sich dabei tief.

Die Übung wird wie in der liegenden gebundenen Punkthaltung (Supta Baddha Konasana) ausgeführt: Legen Sie sich auf den Rücken, die Füße zusammen und die Knie gespreizt.

Halten Sie die Position 2–3 Minuten lang und lockern Sie dabei Ihre Hüften.

Gezielte Vorwärtsbeuge (Paschimottanasana): Um Ihren Rücken zu strecken und zu entspannen, führen Sie eine gezielte Vorwärtsbeuge durch.

Halten Sie die Position einige Minuten und entspannen Sie sich dabei allmählich.

(Supta Matsyendrasana) Prostatadrehung: Drehen Sie Ihre Beine langsam zur Seite und dann zum anderen, während Sie auf dem Rücken liegen.

Halten Sie jede Seite 2–3 Minuten lang.

Vorteile der Wandposition (Viparita Karani)

Heben Sie Ihre Beine gegen eine Wand. Halten Sie die Position 5–10 Minuten lang und konzentrieren Sie sich dabei auf kritische, beruhigende Atemzüge.

Körperhaltung (Savasana): Beenden Sie die Übung in der Leichenhaltung, um sich völlig zu entspannen.

Legen Sie sich gerade auf den Rücken, die Handflächen zeigen nach oben, die Arme hängen an den Seiten.

Gönnen Sie Ihrem Körper eine vollständige Ruhepause, indem Sie die Position 5 bis 10 Minuten lang halten.

Indem Sie diese Zeitpläne in Ihren Tagesplan integrieren, können Sie die Vorteile des Yoga zu verschiedenen Zeiten im Laufe des Tages nutzen. Dies wird Ihnen helfen, gestärkt, konzentriert und frei zu bleiben. Konzentrieren Sie sich auf Ihren Körper und nehmen Sie alle wichtigen Anpassungen an die Haltungen und Spannweiten vor.

Atemübungen für Yoga

Atemübungen oder Pranayama sind ein wesentlicher Bestandteil der Yogapraxis. Sie helfen, den Geist zu beruhigen, die Konzentration zu stärken und an der täglichen Gesundheit zu arbeiten. Im Folgenden finden Sie einige wirksame Atemübungen, die sowohl für Kinder als auch für fortgeschrittene Profis geeignet sind:

1. Zwerchfellatmung (Magenentspannung)

Beschreibung: Diese zentrale Atemübung hilft Ihnen, Ihren Bauch einzuziehen und so eine tiefe und wirksame Entspannung zu fördern.

Schritt-für-Schritt-Anleitung zum Einstieg:

Sitzen oder ruhen Sie in einer angenehmen Position.

Legen Sie eine Hand auf Ihre Brust und die andere auf Ihren Bauch.

Atmen Sie deutlich durch die Nase ein und lassen Sie Ihre Taille sich heben, während sie sich mit Luft füllt . Ihr Brustkorb sollte relativ ruhig bleiben.

Atmen Sie entspannt durch die Nase oder den Mund aus und lassen Sie dabei Ihren Bauch sinken.

Wiederholen Sie dies 5–10 Minuten lang und konzentrieren Sie sich dabei auf das Heben und Senken Ihrer Taille.

2. Ujjayi-Atmung (effektive Atmung)

Beschreibung: Die Ujjayi-Atmung wird häufig im Vinyasa- und Ashtanga-Yoga verwendet und erzeugt ein sensibles, ozeanisches Geräusch. Sie hilft bei der Synchronisierung der Atmung und beim Training.

Schritt-für-Schritt-Anleitung für den Einstieg:

Setzen Sie sich ruhig hin und halten Sie die Wirbelsäule gerade.

Atmen Sie stark durch die Nase ein und straffen Sie dabei teilweise Ihren Rachenraum, als würden Sie einen Spiegel vorhalten.

Atmen Sie durch die Nase aus und achten Sie dabei auf das Beklemmen Ihres Halses, um ein sensibles Murmelgeräusch zu erzeugen.

Dies geschieht 5–10 Minuten lang, wobei Sie eine ruhige und gleichmäßige Atmung beibehalten.

3. Nadi Shodhana (Ersatz-Nasenlochentspannung)

Beschreibung: Diese Technik der variierenden Atmung hilft, den Geist zu beruhigen und das sensorische System auszugleichen.

Die beste Strategie, um es in Gang zu bringen:

Sitzen Sie effektiv mit gerader Wirbelsäule.

Schließen Sie mit dem rechten Daumen Ihr rechtes Nasenloch.

Atmen Sie angenehm und kräftig durch Ihr linkes Nasenloch ein.

Schließen Sie Ihr linkes Nasenloch mit Ihrem rechten Ringfinger und öffnen Sie Ihr rechtes Nasenloch.

Atmen Sie entspannt und vollständig durch das rechte Nasenloch ein.

Atmen Sie durch Ihr rechtes Nasenloch ein und schließen Sie es dann mit Ihrem rechten Daumen.

Öffnen Sie Ihr linkes Nasenloch und atmen Sie durch dieses aus.

Wiederholen Sie dies 5–10 Minuten lang und drehen Sie bei jedem Atemzug die Nasenlöcher.

4. Kapalabhati (Schädelschimmernder Atem)

Darstellung: Dieses belebende Atemsystem beinhaltet tiefes Ausatmen und entspanntes Einatmen, reinigt das

Atmungssystem und energetisiert den Körper.

Die beste Strategie, um es in Gang zu bringen:

Sitzen Sie effektiv mit gerader Wirbelsäule.

Atmen Sie kräftig durch die Nase ein.

Atmen Sie deutlich durch die Nase ein und spannen Sie bei jeder Ausatmung Ihre Bauchmuskeln an. Die innere Atmung erfolgt normal und ruhig.

Führen Sie 20–30 schnelle Atemzüge durch, atmen Sie dann tief ein und entspannt aus.

Machen Sie 2–3 Runden.

5. 4-7-8 Abwicklung

Beschreibung: Diese entspannende Atemtechnik eignet sich hervorragend zum Stressabbau und zur Förderung der Entspannung.

Schritt-für-Schritt-Anleitung für den Einstieg:

Sitzen oder ruhen Sie sich friedlich aus.

Schließen Sie die Augen und atmen Sie vorsichtig durch die Nase ein, während Sie bis 4 zählen.

Unterbrechen Sie Ihre Entspannung und zählen Sie bis 7.

Atmen Sie mit einem Zischgeräusch vollständig durch den Mund aus und zählen Sie dabei bis 8.

Gehen Sie 4–8 Zyklen lang vor und konzentrieren Sie sich darauf, einen ruhigen und verlässlichen Rhythmus beizubehalten.

6. Bhramari (Hummelatem)

Beschreibung: Diese beruhigende Atemtechnik beinhaltet das Aussprechen eines Murmelgeräusches, das dabei hilft, das körperliche System zu regulieren und Stress abzubauen.

Die beste Strategie, um es in Gang zu bringen:

Sitzen Sie effektiv mit gerader Wirbelsäule.

Schliessen Sie die Augen und atmen Sie kräftig durch die Nase ein.

Machen Sie beim Einatmen ein leises, murmelndes Geräusch wie eine Hummel und halten Sie dabei den Mund geschlossen.

Kreisen Sie um die Vibration des Klangs.

Wiederholen Sie dies 5–10 Minuten lang und behalten Sie dabei ein sensibles und zuverlässiges Murmeln bei.

7. Box-Atmung (Quadrat-Abwickeln)

Beschreibung: Diese Methode hilft dabei, den Geist zu beruhigen und die Konzentration zu verbessern. Sie wird häufig als Praxis zur Stressbewältigung und zur Stressbewältigung eingesetzt.

Die beste Technik, um es in Gang zu bringen:

Sitzen Sie effektiv mit gerader Wirbelsäule.

Atmen Sie durch die Nase ein und zählen Sie dabei bis 4.

Unterbrechen Sie Ihre Entspannung und zählen Sie bis 4.

Atmen Sie 4 Sekunden lang durch die Nase ein.

Unterbrechen Sie Ihre Entspannung und zählen Sie bis 4.

Gehen Sie 5–10 Minuten lang so vor und stellen Sie sich bei jedem Atemzug ein Quadrat vor.

Indem Sie diese Atemübungen in Ihren normalen Tagesablauf oder Ihre Yoga-Praxis integrieren, können Sie Ihr allgemeines Wohlbefinden steigern, Stress abbauen und an Ihrer Konzentration und Ihrem Energieniveau arbeiten. Achten Sie darauf, diese Techniken vorsichtig und sanft auszuführen und Ihren Atem regelmäßig und ruhig fließen zu lassen.

Einwöchiges Yoga-Programm für Anfänger

Dieses einwöchige Yoga-Programm ist für Anfänger gedacht und bietet eine ausgewogene Mischung aus Übungen am Morgen, Mittag und Abend, um Ihnen dabei zu helfen, einen regelmäßigen Tagesablauf zu entwickeln. Jede Sitzung konzentriert sich auf verschiedene Aspekte des Yoga, darunter Dehnen, Kräftigen, Entspannen und Atemübungen.

Tag 1: Etablierung und Atem

Vormittag: Empowering Stream (20 Minuten)

Kinderhaltung (Balasana) – 2 Minuten
Feline Cow Stretch (Marjaryasana-Bitilasana) – 5 Runden
Absteigender konfrontierender Hund (Adho Mukha Svanasana) – 1 Minute
Held I (Virabhadrasana I) – 1 Moment auf jeder Seite
Berghaltung (Tadasana) – 2 Minuten

Mittags: Entspannen und Kraft tanken (10 Minuten)

Vorwärtsdrehung (Paschimottanasana) – 2 Minuten

Liegende Kurve (Ardha Matsyendrasana) – 1 Minute auf jeder Seite

Vorteile der Wandhaltung (Viparita Karani) - 5 Minuten

Abends: Entspannen (15 Minuten)

Kinderhaltung (Balasana) – 2 Minuten

Liegender Wind (Supta Matsyendrasana) – 2 Minuten auf jeder Seite

Kadaverhaltung (Savasana) – 5 Minuten

Tag 2: Kraft und Festigkeit

Morgens: Verstärkender Stream (20 Minuten)

Feline Cow Stretch (Marjaryasana-Bitilasana) – 5 Runden

Absteigender konfrontierender Hund (Adho Mukha Svanasana) – 1 Minute

Held II (Virabhadrasana II) – 1 Moment
auf jeder Seite
Sitzhaltung (Utkatasana) – 1 Moment
Berghaltung (Tadasana) – 2 Minuten
Später Vormittag: Früher Nachmittag
Dehnen (10 Minuten)

Vorwärtsdrehung (Paschimottanasana) –
2 Minuten
Spannhaltung (Setu Bandhasana) – 2
Minuten
Vorteile der Wandhaltung (Viparita
Karani) - 5 Minuten
Abends: Delicate Yoga (15 Minuten)

Jugendhaltung (Balasana) – 2 Minuten
Vorwärtsdrehung (Paschimottanasana) –
2 Minuten
Leichenhaltung (Savasana) – 5 Minuten
**Tag 3: Anpassungsfähigkeit und
Gleichgewicht**
Vormittag: Anpassungsfähigkeits-Stream
(20 Minuten)

Absteigender konfrontierender Hund (Adho Mukha Svanasana) – 1 Minute
Baumhaltung (Vrksasana) – 1 Moment auf jeder Seite
Champion I (Virabhadrasana I) – 1 Moment auf jeder Seite
Vor der Kurve gelegen (Paschimottanasana) – 2 Minuten
Berghaltung (Tadasana) – 2 Minuten
Mittags: Entspannen und neue Kraft tanken (10 Minuten)

Liegende Drehung (Ardha Matsyendrasana) – 1 Minute auf jeder Seite
Feline Cow Stretch (Marjaryasana-Bitilasana) – 5 Runden
Vorteile der Wandhaltung (Viparita Karani) - 5 Minuten
Abend: Nachtentspannung (15 Minuten)

Jugendhaltung (Balasana) – 2 Minuten
Liegender Wind (Supta Matsyendrasana) – 2 Minuten auf jeder Seite

Kadaverhaltung (Savasana) – 5 Minuten

Tag 4: Mitte und Atem

Morgens: Center Strength (20 Minuten)

Feline Cow Stretch (Marjaryasana-Bitilasana) – 5 Runden
Absteigender konfrontierender Hund (Adho Mukha Svanasana) – 1 Minute
Bretthaltung (Phalakasana) – 1 Moment
Spannhaltung (Setu Bandhasana) – 2 Minuten
Berghaltung (Tadasana) – 2 Minuten
Mittags: Belebende Pause (10 Minuten)

Vor der Kurve gelegen (Paschimottanasana) – 2 Minuten
Liegender Wind (Ardha Matsyendrasana) – 1 Minute auf jeder Seite
Vorteile der Wandhaltung (Viparita Karani) - 5 Minuten
Abends: Ruhe-Yoga (15 Minuten)

Kinderhaltung (Balasana) – 2 Minuten
Zurückgelehnte gebundene Punkthaltung (Supta Baddha Konasana) – 2 Minuten

Körperhaltung (Savasana) – 5 Minuten
Tag 5: Ganzkörper-Stream
Vormittag: Ganzkörper-Stream (20 Minuten)

Absteigender konfrontierender Hund (Adho Mukha Svanasana) – 1 Minute
Champion II (Virabhadrasana II) – 1 Moment auf jeder Seite
Baumhaltung (Vrksasana) – 1 Moment auf jeder Seite
Vor der Kurve gelegen (Paschimottanasana) – 2 Minuten
Berghaltung (Tadasana) – 2 Minuten
Mittags: Schnelles Dehnen (10 Minuten)

Liegende Drehung (Ardha Matsyendrasana) – 1 Minute auf jeder Seite
Feline Cow Stretch (Marjaryasana-Bitilasana) – 5 Runden
Vorteile der Wandhaltung (Viparita Karani) - 5 Minuten
Abends: Sanftes Dehnen (15 Minuten)

Jugendhaltung (Balasana) – 2 Minuten
Liegender Wind (Supta Matsyendrasana)
– 2 Minuten auf jeder Seite
Kadaverhaltung (Savasana) – 5 Minuten
Tag 6: Gleichgewicht und Entspannung
Vormittag: Gleichgewicht und Kraft (20
Minuten)

Feline Cow Stretch (Marjaryasana-
Bitilasana) – 5 Runden
Absteigender konfrontierender Hund
(Adho Mukha Svanasana) – 1 Minute
Baumhaltung (Vrksasana) – 1 Moment auf
jeder Seite
Champion I (Virabhadrasana I) – 1
Moment auf jeder Seite
Berghaltung (Tadasana) – 2 Minuten
Mittagszeit: Am frühen Nachmittag neue
Energie tanken (10 Minuten)

Vorwärtsdrehung (Paschimottanasana) –
2 Minuten

Spannhaltung (Setu Bandhasana) – 2 Minuten
Vorteile der Wandhaltung (Viparita Karani) - 5 Minuten
Abend: Tiefe Entspannung (15 Minuten)

Jugendhaltung (Balasana) – 2 Minuten
Zurückgelehnte gebundene Punkthaltung (Supta Baddha Konasana) – 2 Minuten
Körperhaltung (Savasana) – 5 Minuten
Tag 7: Feinfühlig und hilfsbereit
Morgens: Delicate Stream (20 Minuten)

Kinderhaltung (Balasana) – 2 Minuten
Feline Cow Stretch (Marjaryasana-Bitilasana) – 5 Runden
Absteigender konfrontierender Hund (Adho Mukha Svanasana) – 1 Minute
Vor der Kurve gelegen (Paschimottanasana) – 2 Minuten
Berghaltung (Tadasana) – 2 Minuten

Mittags: Entspannen und neue Kraft tanken (10 Minuten)

Liegende Kurve (Ardha Matsyendrasana) – 1 Minute auf jeder Seite

Feline Cow Stretch (Marjaryasana-Bitilasana) – 5 Runden

Vorteile der Wandhaltung (Viparita Karani) - 5 Minuten

Abend: Komplette Entspannung (15 Minuten)

Jugendhaltung (Balasana) – 2 Minuten

Liegender Wind (Supta Matsyendrasana) – 2 Minuten auf jeder Seite

Kadaverhaltung (Savasana) – 5 Minuten

Tipps für den Fortschritt:

Konsistenz: Versuchen Sie, jeden Tag zur gleichen Zeit zu proben, um einen Tagesplan zu erstellen.

Hören Sie auf Ihren Körper: Respektieren Sie Ihre Grenzen und vermeiden Sie Schmerzen.

Atmen Sie tief ein: Konzentrieren Sie sich auf Ihren Atem und nutzen Sie ihn, um Ihre Bewegungen zu leiten und zu unterstützen.

Sorgen Sie für ausreichende Flüssigkeitszufuhr: Sorgen Sie während des Trainings für ausreichende Flüssigkeitszufuhr.

Verwenden Sie Hilfsmittel: Stellen Sie sicher, dass Sie Blöcke, Wimpern oder Polster verwenden, um Ihre Haltung zu verbessern.

Indem Sie diesem einwöchigen Yoga-Programm folgen, legen Sie wichtige Kraftbereiche für Ihr Training fest, arbeiten an Ihrer Anpassungsfähigkeit und Kraft und entwickeln im Laufe Ihres Tages ein Gefühl der Ruhe und Entspannung.

Fortgeschrittenes 8- bis 14-tägiges Yoga-Programm

Dieses erstklassige Yoga-Programm ist für Profis gedacht, die eine solide Grundlage haben und ihre Ausbildung ausbauen möchten. Es beinhaltet eine Mischung aus anspruchsvollen Präsentationen, fortgeschrittenen Techniken und einem Schwerpunkt auf Atemarbeit und Meditation. Jeder Tag umfasst Morgen-, Nachmittags- und Abendsitzungen mit zunehmender Komplexität und Intensität.

Tag 8: Kraft und Anpassungsfähigkeit
Vormittag: Power Stream (30 Minuten)

Sonnenwillkommen (Surya Namaskar) – 5 Runden
Held III (Virabhadrasana III) – 1 Moment auf jeder Seite
Krähenhaltung (Bakasana) – 1 Moment

Seitliches Brett (Vasisthasana) – 1 Moment auf jeder Seite
Wild Thing (Camatkarasana) – 1 Moment auf jeder Seite
Später Vormittag: Hüftöffner (20 Minuten)

Taubenhaltung (Eka Pada Rajakapotasana) – 2 Minuten auf jeder Seite
Reptilienhaltung (Utthan Pristhasana) – 2 Minuten auf jeder Seite
Feuerscheithaltung (Agnistambhasana) – 2 Minuten auf jeder Seite
Schmetterlingshaltung (Baddha Konasana) – 3 Minuten
Abends: Intensives Dehnen (20 Minuten)

Zurückgelehnte gebundene Punkthaltung (Supta Baddha Konasana) – 3 Minuten
Liegender Wind (Supta Matsyendrasana) – 2 Minuten auf jeder Seite
Fröhliche Kinderhaltung (Ananda Balasana) – 3 Minuten

Körperhaltung (Savasana) – 5 Minuten

Tag 9: Umkehrungen und Gleichgewicht

Vormittag: Umkehrübung (30 Minuten)

Delphinhaltung (Ardha Pincha Mayurasana) – 3 Minuten

Kopfstand (Sirsasana) – 3 Minuten

Unterarmstand (Pincha Mayurasana) – 3 Minuten

Handstand (Adho Mukha Vrksasana) – 3 Minuten

Kinderhaltung (Balasana) – 2 Minuten

Später Vormittag: Center Strength (20 Minuten)

Bootshaltung (Navasana) – 2 Minuten

Seitliches Brett (Vasisthasana) – 1 Moment auf jeder Seite

Bretthaltung (Phalakasana) – 2 Minuten

Insektenhaltung (Salabhasana) – 2 Minuten

Spannhaltung (Setu Bandhasana) – 3 Minuten

Abend: Entspannen (20 Minuten)

Kinderhaltung (Balasana) – 3 Minuten
Zurückgelehnte Hand-zu-großer-Zeh-Haltung (Supta Padangusthasana) – 2 Minuten auf jeder Seite
Vorteile der Wandhaltung (Viparita Karani) - 5 Minuten
Kadaverhaltung (Savasana) – 5 Minuten

Tag 10: Rückbeugen und Herzöffner

Morgens: Herzöffnender Stream (30 Minuten)

Sonnenwillkommen (Surya Namaskar) – 5 Runden
Kamelhaltung (Ustrasana) – 2 Minuten
Radhaltung (Urdhva Dhanurasana) – 2 Minuten
Bogenhaltung (Dhanurasana) – 2 Minuten
Fischhaltung (Matsyasana) – 2 Minuten
Später Vormittag: Spinal Versatility (20 Minuten)

Feline Cow Stretch (Marjaryasana-Bitilasana) – 5 Runden

Gelegene Drehung (Ardha Matsyendrasana) – 2 Minuten auf jeder Seite

Nadelfädel-Haltung (Parsva Balasana) – 2 Minuten auf jeder Seite

Spannhaltung (Setu Bandhasana) – 3 Minuten

Abends: Hilfreiches Yoga (20 Minuten)

Kinderhaltung (Balasana) – 3 Minuten

Zurückgelehnte gebundene Punkthaltung (Supta Baddha Konasana) – 3 Minuten

Prostata-Wind (Supta Matsyendrasana) – 2 Minuten auf jeder Seite

Leichenhaltung (Savasana) – 5 Minuten

Tag 11: Ganzkörper-Zusammenführung

Vormittag: Dynamic Stream (30 Minuten)

Sonnengrüße (Surya Namaskar) – 5 Runden

Champion II (Virabhadrasana II) – 1 Moment auf jeder Seite

Dreieckshaltung (Trikonasana) – 1 Moment auf jeder Seite
Erweiterte Seitenpunkthaltung (Utthita Parsvakonasana) – 1 Moment auf jeder Seite
Halbmondhaltung (Ardha Chandrasana) – 1 Moment auf jeder Seite
Später Vormittag: Armanpassungen (20 Minuten)

Krähenhaltung (Bakasana) – 2 Minuten
Acht-Punkt-Haltung (Astavakrasana) – 2 Minuten auf jeder Seite
Glühwürmchen-Haltung (Tittibhasana) – 2 Minuten
Seitliche Krähenhaltung (Parsva Bakasana) – 2 Minuten auf jeder Seite
Abends: Intensives Dehnen (20 Minuten)

Zurückgelehnte gebundene Punkthaltung (Supta Baddha Konasana) – 3 Minuten
Liegendes Contort (Supta Matsyendrasana) – 2 Minuten auf jeder Seite

Glückselige Kinderhaltung (Ananda Balasana) – 3 Minuten
Leichenhaltung (Savasana) – 5 Minuten

Tag 12: Höhere Körperhaltungen und Kontemplation

Vormittag: High Level Stream (30 Minuten)

Sonnengrüße (Surya Namaskar) – 5 Runden

Kämpfer III (Virabhadrasana III) – 1 Moment auf jeder Seite

Herrscherkünstlerhaltung (Natarajasana) – 1 Moment auf jeder Seite

Vollständige Teile (Hanumanasana) – 2 Minuten auf jeder Seite

Radhaltung (Urdhva Dhanurasana) – 2 Minuten

Mittags: Kontemplation und Pranayama (20 Minuten)

Ersatz-Nasenlochatmung (Nadi Shodhana) – 5 Minuten

Kapalabhati (Totenkopf-Atem) – 3 Minuten

Situierte Kontemplation - 10 Minuten

Abends: Delicate Yoga (20 Minuten)

Kinderhaltung (Balasana) – 3 Minuten

Vor der Kurve gelegen (Paschimottanasana) – 3 Minuten

Prostata-Kontraktion (Supta Matsyendrasana) – 2 Minuten auf jeder Seite

Leichenhaltung (Savasana) – 5 Minuten

Tag 13: Gleichgewicht und Konzentration

Morgens: Equilibrium Stream (30 Minuten)

Sonnenwillkommen (Surya Namaskar) – 5 Runden

Baumhaltung (Vrksasana) – 1 Moment auf jeder Seite

Falkenhaltung (Garudasana) – 1 Moment auf jeder Seite

Held III (Virabhadrasana III) – 1 Moment auf jeder Seite

Halbmondhaltung (Ardha Chandrasana) – 1 Moment auf jeder Seite

Mittags: Zentrum und Gesundheit (20 Minuten)

Bootshaltung (Navasana) – 2 Minuten
Bretthaltung (Phalakasana) – 2 Minuten
Seitliches Brett (Vasisthasana) – 1 Moment auf jeder Seite
Käferhaltung (Salabhasana) – 2 Minuten
Spannhaltung (Setu Bandhasana) – 3 Minuten
Abends: Unterstützendes Yoga (20 Minuten)

Jugendhaltung (Balasana) – 3 Minuten
Zurückgelehnte gebundene Punkthaltung (Supta Baddha Konasana) – 3 Minuten
Liegendes Contort (Supta Matsyendrasana) – 2 Minuten auf jeder Seite
Leichenhaltung (Savasana) – 5 Minuten
Tag 14: Beitritt und Reflexion
Vormittag: Ganzkörper-Stream (30 Minuten)

Sonnenwillkommen (Surya Namaskar) –
5 Runden

Kämpfer II (Virabhadrasana II) – 1
Moment auf jeder Seite

Dreieckshaltung (Trikonasana) – 1
Moment auf jeder Seite

Erweiterte Seitenpunkthaltung (Utthita
Parsvakonasana) – 1 Moment auf jeder
Seite

Halbmondhaltung (Ardha Chandrasana) –
1 Moment auf jeder Seite

Mittags: Höhere Körperhaltungen (20
Minuten)

Krähenhaltung (Bakasana) – 2 Minuten

Acht-Punkt-Haltung (Astavakrasana) – 2
Minuten auf jeder Seite

Glühwürmchen-Haltung (Tittibhasana) –
2 Minuten

Seitliche Krähenhaltung (Parsva
Bakasana) – 2 Minuten auf jeder Seite

Abend: Reflexion und Kontemplation (20
Minuten)

Vorwärtsdrehung (Paschimottanasana) – 3 Minuten

Liegende Drehung (Supta Matsyendrasana) – 2 Minuten auf jeder Seite

Situierte Reflexion - 10 Minuten

Kadaverhaltung (Savasana) – 5 Minuten

Tipps für Spitzenprofis:

Wärmen Sie sich richtig auf: Sorgen Sie für ein intensives Training, um Ihren Körper auf moderne Präsentationen vorzubereiten.

Konzentrieren Sie sich auf die Vorbereitung: Um Verletzungen vorzubeugen, ist eine angemessene Vorbereitung wichtig.

Verwenden Sie Requisiten: Verwenden Sie Blöcke, Wimpern und Wände, um Ihr Training zu unterstützen und Geschenke zu machen.

15 bis 21 Tage Yoga Challenge

Begeben Sie sich mit dieser 15- bis 21-tägigen Yoga-Challenge auf eine bahnbrechende Reise. Jeder Tag baut auf dem letzten auf, steigert nach und nach Ihr Training und entwickelt Ihre Gehirn-Körper-Verbindung. Planen Sie, neue Ebenen der Solidarität, Flexibilität und inneren Harmonie zu erschließen.

Tag 15: Stream einrichten
Vormittag: Praxisaufbau (30 Minuten)

Berghaltung (Tadasana) – 1 Moment
Vorwärtsüberlappung (Uttanasana) – 1 Moment
Kämpfer II (Virabhadrasana II) – 1 Moment auf jeder Seite
Dreieckshaltung (Trikonasana) – 1 Moment auf jeder Seite
Jugendhaltung (Balasana) – 2 Minuten
Später Vormittag: Pranayama und Kontemplation (20 Minuten)

Dirga Pranayama (Drei-Abschnitte-Atmung) – 5 Minuten
Situierte Reflexion - 15 Minuten
Abends: Unterstützendes Yoga (30 Minuten)

Zurückgelehnte gebundene Punkthaltung (Supta Baddha Konasana) – 5 Minuten
Liegender Wind (Supta Matsyendrasana) – 3 Minuten auf jeder Seite
Vorteile der Wandhaltung (Viparita Karani) - 5 Minuten
Leichenhaltung (Savasana) – 10 Minuten
Tag 16: Center-Stärke
Vormittag: Center Stream (30 Minuten)

Bootshaltung (Navasana) – 1 Moment
Bretthaltung (Phalakasana) – 1 Moment
Seitliches Brett (Vasisthasana) – 1 Moment auf jeder Seite
Insektenhaltung (Salabhasana) – 1 Moment
Spannhaltung (Setu Bandhasana) – 2 Minuten

Später Vormittag: Dynamische Erholung (20 Minuten)

Katzenkuh-Dehnung (Marjaryasana-Bitilasana) – 5 Minuten
Vorwärtsdrehung (Paschimottanasana) – 5 Minuten
Liegender Wind (Ardha Matsyendrasana) – 5 Minuten auf jeder Seite
Kinderhaltung (Balasana) – 5 Minuten
Abends: Yoga Nidra (30 Minuten)

Angeleitete Yoga Nidra-Praxis – 30 Minuten

Tag 17: Gleichgewicht und Anpassungsfähigkeit
Morgens: Gleichgewicht und Dehnung (30 Minuten)

Baumhaltung (Vrksasana) – 1 Moment auf jeder Seite
Vogelhaltung (Garudasana) – 1 Moment auf jeder Seite

Kämpfer III (Virabhadrasana III) – 1 Moment auf jeder Seite
Halbmondhaltung (Ardha Chandrasana) – 1 Moment auf jeder Seite
Vorwärtsüberlagerung (Uttanasana) – 2 Minuten
Mittags: Yin Yoga (20 Minuten)

Mythische Schlangenhaltung (Yin-Variante) – 3 Minuten auf jeder Seite
Sphinx-Haltung – 3 Minuten
Schmetterlingshaltung (Yin-Variante) – 3 Minuten
Aufrecht gehaltene Fischhaltung – 5 Minuten
Körperhaltung (Savasana) – 6 Minuten
Abends: Intensives Dehnen und Entspannen (30 Minuten)

Vor der Kurve gelegen (Paschimottanasana) – 3 Minuten
Zurückgelehnte Hand-zu-großer-Zeh-Haltung (Supta Padangusthasana) – 3 Minuten auf jeder Seite

Fröhliche Kinderhaltung (Ananda Balasana) – 3 Minuten

Zurückgelehnte Verrenkungspose (Supta Matsyendrasana) – 3 Minuten auf jeder Seite

Kadaverhaltung (Savasana) – 10 Minuten

Tag 18: Kraft und Ausdauer

Vormittag: Power Stream (40 Minuten)

Sonnengrüße (Surya Namaskar) – 5 Runden

Held I (Virabhadrasana I) – 1 Moment auf jeder Seite

Seitliches Brett (Vasisthasana) – 1 Moment auf jeder Seite

Sitzhaltung (Utkatasana) – 1 Moment

Krähenhaltung (Bakasana) – 2 Minuten

Früher Nachmittag: Dynamic Stream (30 Minuten)

Katzenkuh-Dehnung (Marjaryasana-Bitilasana) – 5 Minuten

Absteigender konfrontierender Hund (Adho Mukha Svanasana) – 5 Minuten

Held II (Virabhadrasana II) Stream – 10 Minuten
Kamelhaltung (Ustrasana) – 5 Minuten
Jugendhaltung (Balasana) – 5 Minuten
Abend: Tiefe Entspannung (30 Minuten)

Aufrechter Schulterstand (Salamba Sarvangasana) – 5 Minuten
Fischhaltung (Matsyasana) – 3 Minuten
Vorwärtsdrehung (Paschimottanasana) – 3 Minuten
Zurücklehnen, Kurve (Supta Matsyendrasana) – 5 Minuten auf jeder Seite
Leichenhaltung (Savasana) – 10 Minuten

Tag 19: Rückbeugen und Herzöffner

Morgens: Herzöffnender Stream (40 Minuten)

Kobra-Haltung (Bhujangasana) – 1 Moment
Kamelhaltung (Ustrasana) – 1 Moment auf jeder Seite
Bogenhaltung (Dhanurasana) – 1 Moment

Radhaltung (Urdhva Dhanurasana) – 1 Moment
Fischhaltung (Matsyasana) – 2 Minuten
Mittag: Pranayama und Reflexion (30 Minuten)

Kapalabhati (Skull Sparkling Breath) – 5 Minuten
Bhramari (Honigbienen-Atem) – 5 Minuten
Anapanasati-Kontemplation – 20 Minuten
Abend: Hilfreiches Yoga (40 Minuten)

Aufrechterhaltene Streckhaltung (Setu Bandhasana) – 5 Minuten
Aufrechterhaltene Fischhaltung (Matsyasana) – 5 Minuten
Aufrechterhaltene gebundene Punkthaltung (Supta Baddha Konasana) – 5 Minuten
Vorteile der Wandhaltung (Viparita Karani) – 10 Minuten
Gezieltes Entspannen – 15 Minuten

Tag 20: Umkehrungen und Gleichgewicht

Vormittag: Umkehrübung (40 Minuten)

Delphinhaltung (Ardha Pincha Mayurasana) – 2 Minuten
Kopfstand (Sirsasana) – 2 Minuten
Unterarmstand (Pincha Mayurasana) – 2 Minuten
Handstand (Adho Mukha Vrksasana) – 2 Minuten
Aufrechter Schulterstand (Salamba Sarvangasana) – 5 Minuten
Kadaverhaltung (Savasana) – 5 Minuten
Früher Nachmittag: Mitte und Festigkeit (30 Minuten)

Bootshaltung (Navasana) – 3 Minuten
Bretthaltung (Phalakasana) – 3 Minuten
Seitliches Brett (Vasisthasana) – 2 Minuten auf jeder Seite
Insektenhaltung (Salabhasana) – 3 Minuten

Spannhaltung (Setu Bandhasana) – 3 Minuten
Leichenhaltung (Savasana) – 5 Minuten
Abends: Sanftes Dehnen und Entspannen (40 Minuten)

Jugendhaltung (Balasana) – 5 Minuten
Zurückgelehnte gebundene Punkthaltung (Supta Baddha Konasana) – 5 Minuten
Liegender Wind (Supta Matsyendrasana) – 5 Minuten auf jeder Seite
Vor der Kurve gelegen (Paschimottanasana) – 5 Minuten
Körperhaltung (Savasana) – 20 Minuten
Tag 21: Besinnung und Fest
Vormittag: Festivitätsstream (45 Minuten)

Sonnengrüße (Surya Namaskar) – 5 Runden
Champion Stream (Virabhadrasana I, II, III) – 3 Minuten auf jeder Seite
Rückbeugen-Gruppe (Kobra, Kamel, Rad) – jeweils 3 Minuten

Anpassen der Haltungen (Baum, Falke, Halbmond) – 2 Minuten auf jeder Seite
Umkehrübung (Kopfstand, Handstand) – jeweils 3 Minuten
Letztes Abwickeln - 5 Minuten
Früher   Nachmittag: Wertschätzungsübung (30 Minuten)

Tagebuch führen – Denken Sie an Ihren Ausflug zurück und bedanken Sie sich für das Lernen.
Gerichtete Wahrnehmung – Stellen Sie sich Ihren zukünftigen Yoga-Ausflug vor und legen Sie Erwartungen fest.
Abends: Abschlussveranstaltung (eine Stunde)

Hilfreiches Yoga – Sanfte Dehnungsübungen zur Entspannung.
Kontemplation und Kreisschluss - Denken Sie über Ihre Erfolge nach und legen Sie Erwartungen für die Zukunft fest.

Sharing Circle – Bieten Sie Wissensfragmente und Erfahrungen mit einzelnen Experten.

Abschließende Kontemplation – Besiegeln Sie Ihre Ausbildung mit Wertschätzung und Liebe.

Herzlichen Glückwunsch zum Abschluss der 21-tägigen Yoga-Challenge! Halten Sie einen Moment inne, um sich selbst für Ihre Verantwortung und Ihr Engagement für Ihr Training zu ehren. Mögen Sie die Harmonie, Kraft und Klugheit, die Sie in den letzten Tagen erworben haben, in die nächste Phase Ihrer Reise mitnehmen. Namaste.

Abschluss

Auf dem Höhepunkt dieser Yoga-Reise haben Sie Jahre der Achtsamkeit, der tiefen Atmung und der tiefgreifenden Selbstenthüllung hinter sich. Jeder Tag brachte neue Herausforderungen mit sich, die es zu meistern galt, neue Qualitäten, die es zu entdecken galt, und neue Tiefen der inneren Harmonie, die es zu erforschen galt. Wenn Sie über Ihre Erfahrungen nachdenken, werden Sie vielleicht feststellen, dass der wahre Kern des Yoga weit über die reinen Stellungen hinausgeht; er lebt in der Verbindung zwischen Geist, Körper und Seele.

Durch dieses Training haben Sie Flexibilität, Ausdauer und Einfühlungsvermögen entwickelt, sowohl auf als auch neben der Matte. Sie haben herausgefunden, wie Sie auf die Geräusche Ihres Körpers achten, den Rhythmus Ihres Atems annehmen und das Geplapper Ihrer Psyche beruhigen können. In Momenten der Ruhe haben Sie die Grenzenlosigkeit Ihres eigenen Seins entdeckt – das endlose Potenzial, das in Ihnen lebt.

Denken Sie am Ende dieser Reise daran, dass Yoga nicht nur eine Abfolge von Stellungen oder Gruppen ist; es ist ein

Lebensstil – eine kontinuierliche Erforschung von Achtsamkeit und Selbsterkenntnis. Ob Sie weiterhin täglich oder unregelmäßig Yoga praktizieren, mögen Sie die erlernten Beispiele und die erlebten Veränderungen in Ihr ganzes Leben mitnehmen.

Wenn Sie die Matte verlassen und in die Welt hinaustreten, mögen Sie sich mit Schönheit bewegen, großzügig sprechen und zielstrebig leben. Darüber hinaus möge das Licht, das in Ihnen funkelt, den Weg nach vorne erhellen und Sie zu größerer Liebe, Euphorie und Zufriedenheit führen.

Atmen Sie tief ein, atmen Sie vollständig aus und begrüßen Sie die zahllosen Möglichkeiten, die auf Sie zukommen. Die Yoga-Reise ist endlos und mit jedem Schritt in die richtige Richtung kommen Sie der wahren Quintessenz Ihres Seins näher.

Namaste .

<u>Bitte um Abgabe einer Bewertung</u>